2022 国家中药监管蓝皮书

国家中药监管蓝皮书编委会 编写

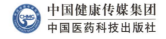

中国健康传媒集团
中国医药科技出版社

图书在版编目（CIP）数据

2022 国家中药监管蓝皮书 / 国家中药监管蓝皮书编委会编写 . — 北京：中国医药科技出版社，2023.7
ISBN 978-7-5214-3922-9

Ⅰ . ①2… Ⅱ . ①国… Ⅲ . ①中药管理—研究报告—中国—2022 Ⅳ . ① R288

中国国家版本馆 CIP 数据核字（2023）第 089502 号

出版	**中国健康传媒集团** ｜ 中国医药科技出版社
地址	北京市海淀区文慧园北路甲 22 号
邮编	100082
电话	发行：010-62227427　邮购：010-62236938
网址	www.cmstp.com
规格	710×1000mm $^1/_{16}$
印张	4 $^3/_4$
字数	56 千字
版次	2023 年 7 月第 1 版
印次	2023 年 7 月第 1 次印刷
印刷	北京盛通印刷股份有限公司
经销	全国各地新华书店
书号	ISBN 978-7-5214-3922-9
定价	68.00 元

获取新书信息、投稿、为图书纠错，请扫码联系我们。

版权所有　盗版必究

举报电话：010-62228771

本社图书如存在印装质量问题请与本社联系调换

前　言

促进中医药传承创新发展是党中央作出的重大决策，当前中医药事业发展迎来新的历史机遇，中药监管工作正在全方位迈入新的历史发展阶段。2022 年，中药传承创新发展继续深入，中药审评审批制度改革持续深化，中药标准体系日益健全，中药质量安全底线越发牢固，中药全生命周期监管体系不断完善，中药监管事业和中药产业发展都取得了显著成效。

中药传承创新发展是一项系统工程，建立健全符合中药特点的现代监管体系，有助于支持和推动中药传承创新发展，助力中药行业顺利转型升级、迈入高质量发展之路。去年 7 月首届国家中药科学监管大会《2021 国家中药监管蓝皮书》一经发布就得到业界一致好评。应读者需要，在国家药品监督管理局的指导下，《2022 国家中药监管蓝皮书》应运而生，汇集中药监管权威信息和数据，全面呈现中药科学监管现状，客观展示 2022 年中药产业发展动态。

本书分为中药审评审批制度改革、中药质量安全监管、中药药品标准管理、中药监管科学、国际交流与合作、中药研发及行业动态等部分。中药审评审批制度改革部分对我国中药审评审批制度改革助力中药新药研发、激发中药行业创新活力等情况进行总结，以翔实的数据全面分析了我国中药监管对行业发展的引领和促进作用；中药质量安全监管部分介绍《中药材生产质量管理规范》的主要内容和基本要求、中药安全专项整治内容、国家中药饮片和中成药抽检、中药不良反应监测、中药生产现场检查情况，加大风险隐患排查，强化药品全生命周期监管；中药药品标准管理部分介绍了《中华人民共和国药典》中药标准、中药饮片炮制规范、中成药标准、中药配方颗粒国家药品标准、民族药标准制修订情况，逐步健全完善中药标准体系；中药监管科学部分介绍了自 2019 年以来中药监管科学研究的探索及成果，以及中药监管科学研究基地建设的新进展；国际交流与合作部分介绍了与 IRCH、FHH、东盟的交流与合作，以及世界卫生组织传统医药合作中心为全球传统药物的科技发展作出的贡献；中药研发及行业动态部分介绍了中药新药研究的新进展，中成药制造行业、中药饮片加工行业的发展动态以及中药类商品进出口概况。

作为中药监管领域的权威蓝皮书，本书以权威、多维度的数据收集和挖掘，全面展现我国中药监管现状，为深化中药审评审批和监管体制机制改革、增添中药产业发展新动力提供重要参考，对推进新时代中药科学监管、促进中药传承创新发展具有重要意义。

国家中药监管蓝皮书编委会

2023 年 6 月

| 目　录 |

一、中药审评审批制度改革

（一）加快构建符合中药特点的审评体系 ……………………… 1

（二）中药注册申请审评审批情况 …………………………… 3

（三）中药配方颗粒备案情况 ………………………………… 7

（四）中药医疗机构制剂审批备案情况 ……………………… 9

（五）中药品种保护 …………………………………………… 13

（六）进口药材有关情况 ……………………………………… 13

（七）技术指导原则 …………………………………………… 15

二、中药质量安全监管

（一）修订实施《中药材生产质量管理规范》 ……………… 17

（二）中药安全专项整治 ……………………………………… 19

（三）中药饮片抽检情况 ……………………………………… 20

（四）中成药抽检情况 ………………………………………… 24

（五）中药不良反应监测情况 ………………………………… 26

（六）中药生产现场检查情况 ………………………………… 28

三、中药药品标准管理

（一）药典收载中药标准情况 ………………………………… 32

（二）中药饮片炮制规范 ……………………………………… 33

（三）中成药标准提高 ………………………………………… 35

（四）中药配方颗粒国家药品标准 …………………………… 35

（五）民族药标准提高 ………………………………………… 36

四、中药监管科学

（一）中药监管科学研究成果 ………………………………… 38

（二）中药监管科学研究基地、国家药监局中药重点

实验室建设 ……………………………………………… 40

1. 中药监管科学研究基地 ………………………………… 40

2. 国家药监局中药重点实验室 …………………………… 42

（三）中药管理战略决策专家咨询委员会 …………………… 44

五、国际交流与合作

（一）与 IRCH 交流合作 ……………………………………… 45

（二）与 FHH 交流合作 ……………………………………… 46

（三）与东盟交流合作 ………………………………………… 47

（四）世界卫生组织传统医药合作中心工作 ………………… 48

六、中药研发及行业动态

（一）中药新药研究 ·· 50

　　1. 中药新药审批上市情况 ···························· 50

　　2. 中药新药注册临床试验现状 ···················· 51

　　3. 传承创新——古方结新果 ······················· 52

（二）中药生产企业和经营企业情况 ················· 53

（三）中成药制造行业发展情况 ························· 53

（四）中药饮片加工行业发展情况 ····················· 56

（五）中药类商品进出口概况 ··························· 58

后记 ·· 60

附表　中药保护品种列表 ································· 61

一、中药审评审批制度改革

（一）加快构建符合中药特点的审评体系

2022 年，药品监管部门深入贯彻习近平总书记关于药品安全监管、中医药工作的重要指示批示精神，扎实落实党中央、国务院决策部署，严格落实"四个最严"要求，深化中药审评审批制度改革，健全中药全链条、全生命周期监管体系，全力服务保障疫情防控大局，深入推进具有中国特色的中药监管科学体系建设，有力保障了人民群众用药安全有效，中药监管事业得到新发展。这一年，法规制度建设取得新进展，中药审评审批制度改革取得新成绩，中药在疫情防控中展现新作为，中药质量安全监管开创新局面，中药标准体系建设凸显新亮点，中药科学监管能力获得新提升，中药监管工作迈上新台阶，为建立新药品监管体制以来的五年画上了圆满句号。

国家药监局坚持政治引领，落实国家重大战略部署，以改革促进中药传承创新发展，一批治疗定位准、临床价值大的中药新药获批上市，其中"3.1 按古代经典名方目录管理的中药复方制剂"实现了"零的突破"。持续深化中药审评审批制度改革，发布实施《中药注册管理专门规定》，完善中医药理论、人用经验、临床试验相结合的中药安全性、有效性证据体系。坚持以最严谨的标准支撑中药监管，发布《关于实施〈国家中药饮片炮制规范〉有关事项的公告》，颁布第一批 61 个国家中药饮片炮制规范，迈出中药饮片监管工作里程碑的一步。坚持以中药监管科学赋能科学监管，首届国家中药科学监管大会召开，专门成立了由两院院士、国医大师、中医药界资深专家等为主的中药管理战略决策专家咨询委员会，提升中药监管重大决策的科学性、权威性。

2022年3月，国务院办公厅印发《"十四五"中医药发展规划》，明确了"十四五"期间中医药发展的指导思想、基本原则、发展目标、主要任务和重点措施（表1-1）。2022年10月，在党的二十大报告中，再次明确提出"促进中医药传承创新发展"。2023年2月，国务院办公厅发布《关于印发中医药振兴发展重大工程实施方案的通知》，加大了"十四五"期间对中医药发展的支持和促进力度。

表1-1　2022年发布的中药相关政策文件

序号	政策文件名称	颁发部门	发布时间
1	国家药监局 农业农村部 国家林草局 国家中医药局关于发布《中药材生产质量管理规范》的公告	国家药监局 农业农村部 国家林草局 国家中医药局	2022.03.01
2	国务院办公厅关于印发"十四五"中医药发展规划的通知	国务院办公厅	2022.03.03
3	药品网络销售监督管理办法	国家市场监督管理总局	2022.08.03
4	国家药监局关于发布《药品召回管理办法》的公告	国家药监局	2022.10.24
5	关于发布《药品上市许可持有人落实药品质量安全主体责任监督管理规定》的公告	国家药监局	2022.12.29

2023 年 1 月 3 日，《国家药监局关于进一步加强中药科学监管促进中药传承创新发展的若干措施》围绕中药全产业链质量管理、全过程审评审批加速、全生命周期产品服务、全球化监管合作、全方位监管科学创新，从加强中药材质量管理，强化中药饮片、中药配方颗粒监管，优化医疗机构中药制剂管理，完善中药审评审批机制，重视中药上市后管理，提升中药标准管理水平，加大中药安全监管力度，推进中药监管全球化合作，保障措施等 9 个方面提出 35 项具体措施。

踏上实现第二个百年奋斗目标新的赶考之路，新时代对中药发展提出了新的更高要求。要坚持以习近平新时代中国特色社会主义思想为指导，深入学习贯彻党的二十大精神，严格落实"四个最严"要求，持续加强中药全链条、全生命周期监管，筑牢中药安全底线，追求高质量发展高线，加强中国式药品监管和中药监管科学体系建设，持续推进中药传承创新发展。

（二）中药注册申请审评审批情况

2022 年，受理中药注册申请共 1558 件（以受理号计，下同）。以注册申请类别统计，受理中药新药临床试验申请 57 件（包括创新中药 39 件），新药上市许可申请 14 件（包括创新中药 10 件），同名同方药上市许可申请 2 件，补充申请 344 件，境外生产药品再注册申请 4 件，直接行政审批 1137 件。2018—2022 年中药各类注册申请受理情况详见图 1–1。

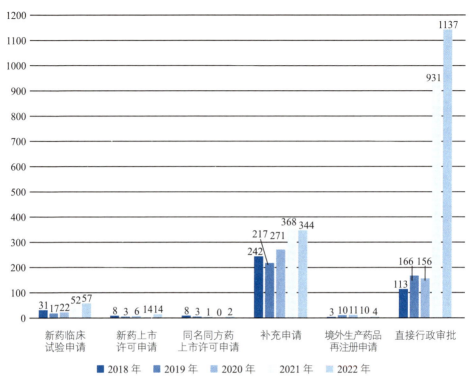

图 1-1 2018—2022 年中药各类注册申请受理情况

2022 年，完成审评的中药注册申请共 1454 件。以注册申请类别统计，新药临床试验申请 58 件，新药上市许可申请 14 件，同名同方药上市许可申请 1 件，补充申请 304 件，境外生产药品再注册申请 3 件，直接行政审批 1074 件。2022 年中药各类注册申请审评完成的具体情况详见表 1-2。2018—2022 年中药各类注册申请的审评完成情况详见图 1-2。

表 1–2 2022 年中药各类注册申请审评完成的具体情况

申请类型	完成审评情况			
	批准/建议批准	不批准/建议不批准	其他	合计
新药临床试验申请	45	2	11	58
新药上市许可申请	8	/	6	14
同名同方药上市许可申请	/	1	/	1
补充申请	250	6	48	304
境外生产药品再注册申请	3	/	/	3
直接行政审批	/			1074
总计	1454			

注:"其他"是指申请人未按规定缴纳费用、撤回申请等原因导致审评审批终止的情形。

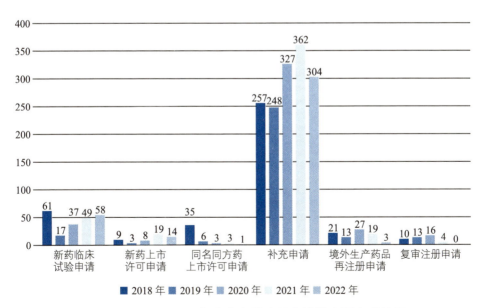

图 1–2 2018—2022 年中药各类注册申请的审评完成情况

近年来，国家药监局全面落实《中共中央国务院关于促进中医药传承创新发展的意见》，顺应新时代药品监管形势和理念的变化，总结既往中药注册监管经验，优化中药注册分类和申报资料要求，拓宽中药传承创新发展路径，积极构建中医药理论、人用经验、临床试验相结合的审评证据体系，逐步建立完善符合中药特点的技术标准体系，持续推进中药审评审批机制改革。

一系列措施有力有效，最大程度激发并释放了中药创新的活力和潜能，推动产业高质量发展。2022 年批准 10 个（以受理号计）中药新药上市，其中创新药品种 5 个、按古代经典名方目录管理的中药复方制剂（即中药 3.1 类新药）1 个、其他来源于古代经典名方的中药复方制剂（即中药 3.2 类新药）1 个（表 1–3）。

表 1–3   2022 年获批上市的中药新药情况

药品名称	功能主治	注册分类
参葛补肾胶囊	益气，养阴，补肾。用于轻、中度抑郁症中医辨证属气阴两虚、肾气不足证	1.1 类中药
芪胶调经颗粒	益气补血，止血调经。用于上环所致经期延长中医辨证属气血两虚证	原中药 6.1 类
淫羊藿素	/	1.2 类中药
淫羊藿素软胶囊	用于不适合或患者拒绝接受标准治疗，且既往未接受过全身系统性治疗的、不可切除的肝细胞癌	1.2 类中药
广金钱草总黄酮提取物	/	1.2 类中药
广金钱草总黄酮胶囊	用于输尿管结石中医辨证属湿热蕴结证患者的治疗	1.2 类中药

中药审评审批制度改革

续表

药品名称	功能主治	注册分类
黄蜀葵花总黄酮提取物	/	原中药 5 类
黄蜀葵花总黄酮口腔贴片	用于心脾积热所致轻型复发性口腔溃疡，症见口腔黏膜溃疡，局部红肿、灼热疼痛等	原中药 5 类
苓桂术甘颗粒	温阳化饮，健脾利湿。该药品处方来源于汉·张仲景《金匮要略》，已列入《古代经典名方目录（第一批）》为温化水湿的代表方	3.1 类中药
散寒化湿颗粒	用于寒湿郁肺所致疫病	3.2 类中药

（三）中药配方颗粒备案情况

根据《国家药监局 国家中医药局 国家卫生健康委 国家医保局关于结束中药配方颗粒试点工作的公告》（2021 年第 22 号）中药配方颗粒备案管理有关要求，中药配方颗粒备案分为上市备案和跨省销售备案。中药配方颗粒在上市前由生产企业报所在省级药品监督管理部门备案。对于跨省销售使用的中药配方颗粒，生产企业应再报使用地省级药品监督管理部门备案。

截至 2022 年 12 月 31 日，中药配方颗粒上市备案 15718 件，涉及中药配方颗粒生产企业 73 家，中药配方颗粒种类（按中药配方颗粒名称统计）880 个；跨省销售备案 117743 件，涉及中药配方颗粒生产企业 73 家；汇集中药配方颗粒药品标准 6338 个，其中国家药品标准 248 个，省级药品标准 6090 个。各省（市、区）及新疆生产建设兵团中药配方颗粒上市备案数和跨省销售备案数见表 1–4。

表 1-4 各省中药配方颗粒备案情况

省（市、区）	中药配方颗粒上市备案数（件）	中药配方颗粒跨省销售备案数（件）
北京	859	4264
天津	309	2910
河北	941	5169
山西	0	4495
内蒙古	190	4027
辽宁	23	4766
吉林	533	3231
黑龙江	10	5311
上海	492	1981
江苏	912	2538
浙江	443	1150
安徽	947	4932
福建	0	5376
江西	708	1826
山东	843	6275
河南	585	1188
湖北	1370	3422
湖南	1243	3204
广东	1098	4072
广西	1291	2787
海南	0	4820
重庆	325	3142
四川	684	4021
贵州	700	4290
云南	711	4810
西藏	0	2590
陕西	93	5460
甘肃	408	4911
青海	0	3581
宁夏	0	3012
新疆	0	2301
新疆生产建设兵团	0	1881

（四）中药医疗机构制剂审批备案情况

医疗机构应用传统工艺配制的中药制剂一般都汇集了老中医丰富的经验，经过多年临床验证，成为很多医疗机构的特色。2017年7月1日起实施的《中医药法》中提出，国家鼓励医疗机构根据本医疗机构临床用药需要配制和使用中药制剂，支持应用传统工艺配制中药制剂，支持以中药制剂为基础研制中药新药。同时指出，医疗机构配制的中药制剂品种，应当依法取得制剂批准文号。但是，仅应用传统工艺配制的中药制剂品种，向医疗机构所在地省、自治区、直辖市人民政府药品监督管理部门备案后即可配制，不需要取得制剂批准文号。

2018年2月，原国家食品药品监督管理总局发布《关于对医疗机构应用传统工艺配制中药制剂实施备案管理的公告》，明确对医疗机构应用传统工艺配制的中药制剂实行备案管理，医疗机构应将备案资料报送所在地省级食品药品监督管理部门。随后，各地药品监管部门积极行动，结合本地实际制定实施细则，有序开展备案工作。截至2022年底，全国31个省、自治区、直辖市共有16548个中药医疗机构制剂批准文号，13434个按传统工艺备案的中药医疗机构制剂。各地中药医疗机构制剂批准文号和备案情况如图1-3、图1-4、表1-5所示。

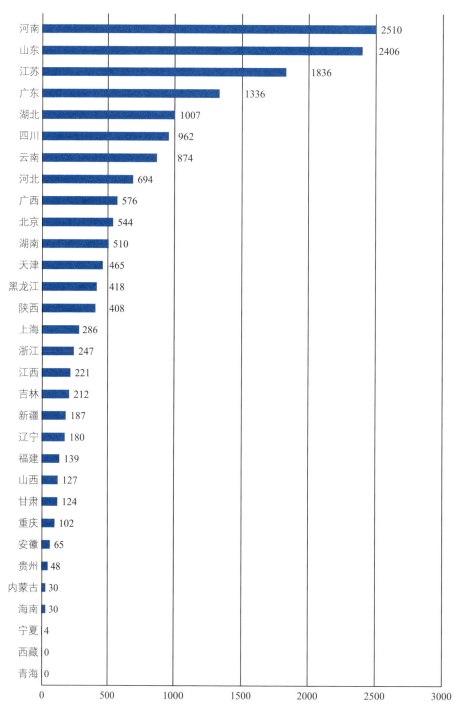

图 1-3 截至 2022 年底 31 个省、自治区、直辖市中药医疗机构制剂批准文号总数（个）

表 1-5 各地中药医疗机构制剂备案情况

省（市、区）	2019年新备案	2020年新备案	2021年新备案	2022年新备案
北京	30	72	55	53
天津	9	80	29	127
河北	4	18	5	71
山西	102	29	119	31
内蒙古	239	1684	365	33
辽宁	41	29	21	23
吉林	33	245	65	127
黑龙江	24	86	38	95
上海	75	71	80	18
江苏	10	12	27	28
浙江	11	42	6	16
安徽	29	25	59	48
福建	5	67	21	19
江西	1	12	6	17
山东	12	43	24	21
河南	66	145	152	147
湖北	0	19	21	26
湖南	66	74	123	128
广东	8	3	10	22
广西	87（含民族药3个）	31（含民族药6个）	22（含民族药8个）	21
海南	1	0	3	2
重庆	27	21	34	55
四川	381	1274	826	517
贵州	0	7	4	17
云南	0	13	126（含藏药制剂注册转备案121个）	142
西藏	434	434	434	191
陕西	5	70	138	112
甘肃	400	215	593	31
青海	199	1887	1862	55
宁夏	0	32	10	10
新疆	50（含维吾尔药制剂35个）	65（含维吾尔药制剂51个）	18（含维吾尔药制剂4个）	14

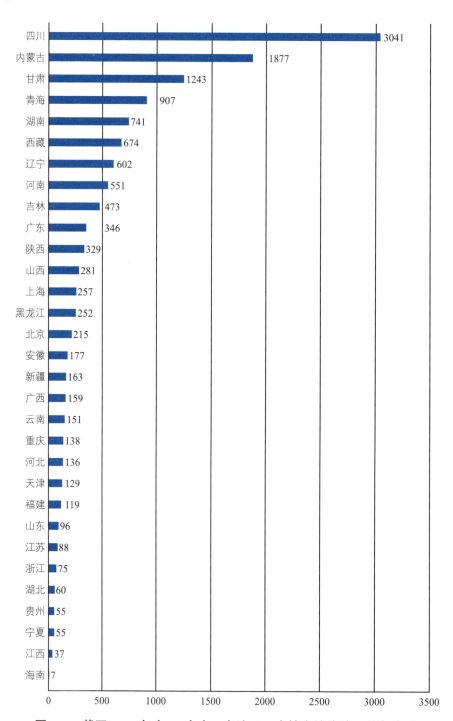

图 1-4 截至 2022 年底 31 个省、自治区、直辖市按传统工艺备案的中医药医疗机构制剂总数（个）

（五）中药品种保护

国家鼓励研制开发临床有效的中药品种，对质量稳定、疗效确切的中药品种实行分级保护制度。2018年9月，国务院发布《关于修改部分行政法规的决定》，对《中药品种保护条例》作出多项修改，明确由国务院药品监督管理部门负责全国中药品种保护的监督管理工作。

2020年12月，国家药监局发布的《关于促进中药传承创新发展的实施意见》提出，加大保护中药品种力度。启动修订《中药品种保护条例》，将中药品种保护制度与专利保护制度有机衔接，并纳入中药全生命周期注册管理之中，发挥其对中药创新药、中药改良型新药以及古代经典名方中药复方制剂等中药品种的保护作用。支持药品上市许可持有人或申请人按有关规定进行相关专利信息的登记、声明。

2022年，共受理各类中药品种保护申请28个，是2021年的1.27倍，其中初次保护13个，同品种保护1个，延长保护期11个，补充申请3个；发布中药品种保护批件16项。截至2022年12月底，国家药监局官网数据显示，中药保护品种共有67个。

（六）进口药材有关情况

2022年，国家药监局严格按照《进口药材管理办法》，组织开展首次进口药材的审批和非首次进口药材的通关备案工作，加大对工作人员的业务培训和辖区内进口药材申请人的指导，强化进口药材检验能力建设，提升进口药材质量追溯水平。与海关总署等部门共同加强对辖区内药品进口口岸和允许进口药材的边境口岸的通关工作的规范管理，加强对口岸局和口岸所的业务指导和管理。2022年1月，同意长沙、苏州、无锡、郑州、济南、沈阳、深圳 7 个药品进口口岸药品监督管理部门及其对应的口岸药品检验机构增加中药材进口的申请。

2022 年 3 月，经国务院批准，同意增设广西壮族自治区崇左市爱店口岸为药材进口边境口岸。

2022 年 4 月，经国务院批准，同意增设中山市中山港口岸为药品进口口岸，含进口中药（含中药材）。

2023 年 6 月，经国务院批准，同意增设黑龙江省绥芬河、同江口岸为药材进口边境口岸。

截至 2023 年 6 月，我国共有药品进口口岸 28 个（其中能够进口中药材的 26 个），允许进口药材的边境口岸 25 个。

截至 2022 年 12 月底，31 个省、自治区、直辖市首次进口药材批件数、品种数量和非首次进口药材通关单数量和品种数量见表 1–6。

表 1–6　首次进口药材和非首次进口药材品种数量

省（市、区）	首次进口药材批件数（个）	首次进口药材品种数量（个）	非首次进口药材通关单数量（个）	非首次进口药材品种数量（个）
北京	/	/	47	9
天津	/	/	375	30
河北	7	6	/	/
山西	1	1	/	/
内蒙古	/	/	10	1
辽宁	/	/	7	3
吉林	/	/	/	/
黑龙江	2	2	96	7
上海	/	/	240	27
江苏	/	/	103	17

中药审评审批制度改革

续表

省（市、区）	首次进口药材批件数（个）	首次进口药材品种数量（个）	非首次进口药材通关单数量（个）	非首次进口药材品种数量（个）
浙江	7	3	540	28
安徽	22	13	/	/
福建	1	1	4	2
江西	/	/	/	/
山东	1	1	155	15
河南	2	2	2	2
湖北	/	/	3	2
湖南省	1	1	1	1
广东	6	5	290	38
广西	34	13	474	26
海南	/	/	17	2
重庆	9	8	12	1
四川	2	2	6	4
贵州	/	/	/	/
云南	56	26	892	43
西藏	/	/	/	/
陕西	6	6	1	1
甘肃	/	/	/	/
青海	/	/	/	/
宁夏	/	/	/	/
新疆	/	/	465	4
合计	157	90	3740	263

（七）技术指导原则

在药品审评和研发过程中，指导原则兼具监管依据和技术要求的双重职能。《药品注册管理办法》明确，从事药物研制和药品注册活

15

动，应当遵守有关法律、法规、规章、标准和规范；药品审评中心等专业技术机构，应当根据科学进展、行业发展实际和药品监督管理工作需要制定技术指导原则和程序，并向社会公布。

药品技术指导原则体系的建立与完善，是落实"四个最严"要求的最好实践，是推进审评体系和审评能力现代化的重要举措。国家药监局药审中心通过"定标准、定程序、定计划"三步走的方式，统筹规划以指导原则为核心的审评标准体系建设，围绕药品研发需求和鼓励创新的原则，对标国际先进监管机构技术标准，加大指导原则制定和公开力度。

在着力提升中药材质量研究，鼓励中药研发与创新方面，2022年，国家药监局发布了《中药新药毒理研究用样品研究技术指导原则（试行）》《基于人用经验的中药复方制剂新药临床研发指导原则（试行）》《同名同方药研究技术指导原则（试行）》等 7 个指导原则，具体见表 1-7。

表 1-7 2022 年发布的中药技术指导原则

序号	名称	发布时间
1	已上市中药说明书安全信息项内容修订技术指导原则（试行）	2022.01.04
2	中药新药毒理研究用样品研究技术指导原则（试行）	2022.01.04
3	基于人用经验的中药复方制剂新药临床研发指导原则（试行）	2022.04.29
4	基于"三结合"注册审评证据体系下的沟通交流指导原则（试行）	2022.04.29
5	中药新药用于胃食管反流病的临床疗效评价技术指导原则（试行）	2022.12.19
6	中药新药用于慢性胃炎的临床疗效评价技术指导原则（试行）	2022.12.19
7	同名同方药研究技术指导原则（试行）	2022.12.26

二、中药质量安全监管

（一）修订实施《中药材生产质量管理规范》

中药材是中医药发展的物质基础，是中药产业和大健康产业的主要原料，保证源头中药材的质量至关重要。为推进中药材规范化生产，保证中药材质量，促进中药高质量发展，2022 年 3 月，国家药监局、农业农村部、国家林草局、国家中医药局联合印发《中药材生产质量管理规范》。《中药材生产质量管理规范》是中药材规范化生产和管理的基本要求，是中药材生产企业规范化生产的技术指导原则、中药生产企业供应商质量审核的技术标准，也是药品监督管理部门延伸检查的重要技术依据，可成为中药材基地企业、中药企业、行业主管部门和地方人民政府更好地推进中药材资源可持续供给、发展中药材的抓手。

中药材生产质量管理规范共 14 章 144 条。包括第一章总则，第二章质量管理，第三章机构与人员，第四章设施、设备与工具，第五章基地选址，第六章种子种苗或其它繁殖材料，第七章种植与养殖，第八章采收与产地加工，第九章包装、放行与储运，第十章文件，第十一章质量检验，第十二章内审，第十三章投诉、退货与召回，第十四章附则。

规范重视全过程精细化管理，树立风险管控理念，对中药材质量有重大影响的关键环节实施重点管理。首次引入"六统一"概念，即统一规划生产基地，统一供应种子、种苗或其他繁殖材料，统一肥料、农药、饲料、兽药等投入品管理措施，统一种植或养殖技术规程，统一采收与产地加工技术规程，统一包装与贮存技术规程，要求中药材生产全过程关键环节可追溯，"六统一"+"可追溯"成为中药材生产质量管控关键环节理念的集中体现。

规范坚持高标准、严要求，兼顾中药材生产现实情况及当前技术水平。产地一般应选择道地产区，不允许使用可能影响中药材质量而数据不明确的种质（如转基因品种、多倍体品种等），禁止使用壮根灵、膨大素等生长调节剂调节中药材收获器官生长，在产地加工和贮存环节禁止硫黄熏蒸，不得使用国家禁用的高毒性熏蒸剂等。

规范立足中医药特色和传承，鼓励采用适用的新技术、新方法。明确中药材生产基地一般应当选址于道地产区，选址非道地产区，则应当提供充分文献或者科学数据证明其适宜性，促进道地药材规范化发展；要求采收期和采收方法的确定要参考传统采收经验；注重实践经验积累，要求中药材生产企业的生产、质量管理负责人应当有专业学历并三年以上实践经验，或者五年以上的实践经验。鼓励创新发展，鼓励采用适用的新技术，鼓励企业运用现代信息技术建设追溯体系，鼓励采用高效机械化采收技术，现代贮存保管新技术、新设备，高效干燥技术、集约化干燥技术，现代包装方法和器具等。

规范强化药材流向管理，完善放行、投诉、退货与召回等管理要求。鼓励科学选育优良新品种，保证中药材种质纯正性，审慎采用种质特性可能有重大改变、质量风险性高的选育方式，禁用人工选育的多倍体或者单倍体品种、种间杂交品种和转基因品种。对质量风险相对低的选育方式，则持相对开放的态度，规定如需使用非传统习惯使用的种间嫁接材料、人工诱变品种（包括物理、化学、太空诱变等）和其他生物技术选育品种等，企业应当提供充分的风险评估和实验数据证明新品种安全、有效和质量可控。

中药材生产质量管理规范在促进中药传承创新和高质量发展中将发挥不可替代的作用，其推进实施将为中药生产提供质量更加稳定的原料药材，也将更好地推进中药材资源可持续供给，还将在助力乡村振兴和加快农业农村现代化建设中发挥积极作用。

（二）中药安全专项整治

2022 年 1 月 24 日，国家药监局在 2022 年全国药品监督管理暨党风廉政建设工作会议上部署深入开展药品安全专项整治行动，明确要加大对风险隐患的摸排，通过关联药品抽检、日常检查、不良反应监测等监管信息，摸排潜在安全风险，最快速度、最大限度地控制风险；要把"严"的主基调落实到方方面面，加大对药品研发、注册、生产、经营、使用各环节的监管力度，重点加强城乡接合部、农村地区和网售药品隐患整治，切实解决群众身边的药品安全问题；要坚持重典治乱、重拳出击，强化行刑衔接、行纪衔接，压实监管责任和企业主体责任，整肃药品市场秩序，严惩重处违法违规行为，全面强化产品全生命周期监管。会议提出着力强化中药饮片质量监管。

4 月 24 日，国家药监局召开药品安全专项整治中药相关工作推进会，就重点任务进行再部署、再强调、再落实；提出继续做好疫情防控用中药的审评审批、质量安全监管、供应保障等，推进中药稳步发挥重要作用。深化中药审评审批和监管体制机制改革；持续完善法律法规、技术规范和指导原则体系建设，优化中药注册管理制度，加快构建中医药理论、人用经验与临床试验相结合的审评证据体系，严格医疗机构中药制剂审批、备案及调剂监管，推进中药新药创新研发和医疗机构中药制剂创新转化，全面促进中药传承创新发展；加强中药质量安全监管；着力强化中药饮片质量监管，督促生产企业对中药饮片实行全过程管理，不得委托生产；严格产品标准和生产企业准入，促进中药配方颗粒平稳有序发展；引导和推进中药材规范化发展，优化和完善中药抽检及其信息公开，进一步规范中药经营和网络销售秩序。

2022 年，全系统共查处"两品一械"案件 15.36 万件，对涉嫌犯罪的及时移送公安机关依法侦办。国家药监局发布了 4 批 32 起典型案例，联合公安部、最高检对 29 起药品、医疗器械涉嫌犯罪案件进行联合挂牌督办。

（三）中药饮片抽检情况

药品抽检作为药品监管的重要技术支撑，探寻影响药品质量安全的潜在问题或安全隐患，是发现药品质量风险、消除药品质量隐患、持续提升药品质量的重要手段，是有效打击假冒伪劣药品，保障公众用药安全的重要举措。

2022 年，为贯彻落实《中华人民共和国药品管理法》和《中华人民共和国疫苗管理法》，国家药监局根据《药品质量抽查检验管理办法》等有关要求，以问题为导向，以风险防控为目标，采取"分散抽样、集中检验、探索研究、综合评价"的抽检模式，统筹组织 31 个省（自治区、直辖市）和新疆生产建设兵团药品监管部门研究抽取样品；由中国食品药品检定研究院等 47 个承检机构负责检验研究，对发现的问题随时报告、随时研判、随时处置。另外，通过优化药品抽检模式，创新"互联网＋监管"的智慧监管手段，如开发启用"国家药品抽检信息系统"APP 抽样模块，实现手机在线抽样功能；

首次对网络销售药品开展抽样，探寻线下线上不同来源药品是否存在质量差异；持续增强中药材质量监测力度等监管策略，进一步提升抽检服务监管的效能。

2022年国家药品抽检共完成134个品种17060批次制剂产品与中药饮片的抽检任务，样品来源涉及3495家药品生产、经营企业和使用单位。对检出的107批次不符合规定产品，国家药监局组织各省（自治区、直辖市）和新疆生产建设兵团药品监管部门，对检出的不符合规定产品及时采取相应的风险控制措施，通过科学分析研判，确定风险点，对涉事企业和单位依法进行查处，对个别企业存在违法违规生产、质量管理水平较低、药品质量保障体系存在缺陷等问题，依风险等级不同分别开展了有因检查、风险提示、督促整改等相应的监管措施。通过对不合格产品查控和信息公开、对风险线索核查处置，对药品从业主体形成了强烈震慑，使其强化了药品全生命周期和全过程质量控制的意识。

2022年，国家药监局继续组织开展中药饮片专项抽检。全年共抽检川牛膝、金银花、桃仁、艾叶、茜草、片姜黄、大黄、紫草、菊花等9个中药饮片品种1675批次，其中配方颗粒18批，饮片1657批，重点针对可能存在的染色、增重、掺伪或掺假、不规范种植等质量问题开展检验和探索性研究。经检验，符合规定1621批次，不符合规定54批次。近年来，随着中药饮片专项抽检的持续加强以及信息公开监管力度加大，中药饮片整体合格率有明显提升（图2-1）。

不符合规定项目主要涉及性状（28批次）、禁用农药（16批次）、显微鉴别（12批次）、含量测定（12批次）、羰基值检查（2批次）、浸出物（2批次）、水分（1批次）、总灰分（1批次）、酸不溶性灰分（1批次）、重金属（1批次）等方面，分别占全部不符合规定项目的 36.8%、21.1%、15.8%、15.8%、2.6%、2.6%、1.3%、1.3%、1.3%、1.3%（图 2-2）。

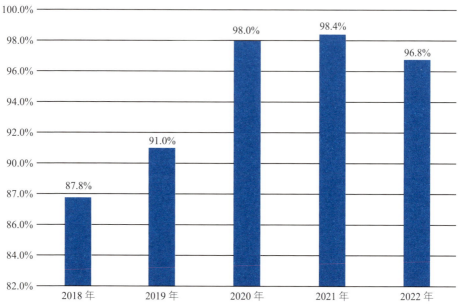

图 2-1 2018—2022 年中药饮片抽检合格率情况

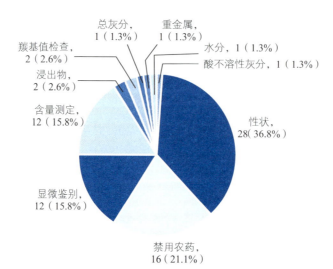

图 2-2 2022 年中药饮片专项抽检不符合规定项目分布图

某些不符合规定产品涉及多个不符合规定项目

中药质量安全监管

2022 年，针对部分药品生产企业、药材市场集散地或种植集中区的中药材质量监测中，共抽取 9 个品种 241 批次样品，其中，药品生产企业 187 批次，市场集散地或种植集中区 54 批次。所有样品按照不同品种特点，针对相应项目进行了研究性检验，主要针对掺杂掺伪、加工炮制规范、农药残留等问题开展。

2022 年中药饮片专项抽检及中药材质量监测发现的主要问题有：一是混伪品掺伪问题，如片姜黄存在蓬莪术掺伪、山银花掺伪金银花、麻牛膝掺伪川牛膝、紫草饮片存在同属与近源属植物混用问题；二是掺杂问题，如茜草中掺入较多地上茎导致性状、显微鉴别、浸出物不符合规定；三是外源性有害物质残留超限问题，部分饮片存在农药残留、重金属及有害元素超标等隐患，如部分批次菊花禁用农药超标、个别批次金银花重金属超标、部分批次川牛膝重金属超出通则限量规定、检出植物生长调节剂；四是采收加工与加工炮制不规范问题，如不同采收期金银花样品质量差异较大、川牛膝干燥过程中未按药典规定进行发汗，且存在产地趁鲜加工现象。

抽检及监测结果提示，我国中药材及饮片总体质量状况良好。但中药饮片全产业链参与者应进一步提高质量意识和责任意识，中药饮片生产企业应提升全程质量控制意识，严格遵照质量标准及炮制规范要求执行；从源头保障原料药材的质量，重视中药材的道地性种植及规范生产，对药材采收后、饮片炮制加工前的药材供货商环节的质量把控，重点关注掺伪、有害物质残留等问题；加强药材溯源管理及贮存环节管理，督促药品上市许可持有人严格工艺规程与购进药材质量控制；继续强化中药材市场监测。

2022 年，中药材、中药饮片各省（区、市）抽检情况显示，共抽检 32120 批次，不合格 587 批次，不合格率 1.83%。

（四）中成药抽检情况

2022年国家药品抽检情况显示，共抽检中成药47个品种5805批次，经检验，符合规定5767批次，不符合规定38批次，合格率为99.3%。近5年国家药品抽检结果表明，中成药质量自2019年来有明显提升，合格率均保持在99%以上（图2-3）。

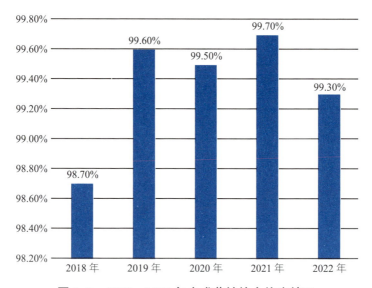

图2-3　2018—2022年中成药抽检合格率情况

抽检涉及酊剂等11个剂型，在生产、经营、使用、互联网环节各抽取样品826、4917、32、30批次。经检验，符合规定5767批次，不符合规定38批次（含4批次补充检验检出高于限量值的灰毡毛忍冬皂苷乙），生产环节和经营环节分别检出不符合规定产品4批次和34批次，分别占对应环节全部样品的0.5%和0.7%（图2-4）。

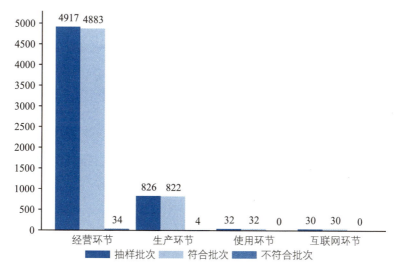

图 2-4　2022 年中成药各抽样环节检验信息示意图

不符合规定项目主要涉及检查、补充检验方法、性状、薄层鉴别、含量测定项等，不符合规定产品数量依次为 30、4、3、3 和 1 批次，分别占全部不符合规定项目的 73.2%、9.8%、7.3%、7.3% 和 2.4%（图 2-5）。

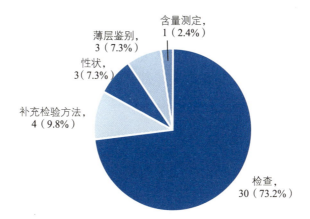

图 2-5　2022 年中成药不符合规定项目分布图
某些不符合规定产品涉及多个不符合规定项目

不符合规定产品主要涉及 7 个剂型，其中丸剂（19 批次）、酊剂

（5批次）、胶囊剂（4批次）、合剂（4批次）、颗粒剂（3批次）、糖浆剂（2批次）和片剂（1批次），分别占对应剂型全部样品的1.3%、2.6%、0.4%、1.1%、0.3%、0.8%和0.1%（图2-6）。

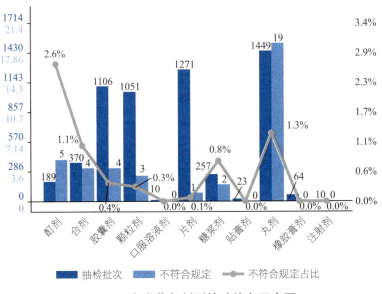

图2-6 中成药各剂型检验信息示意图

抽检结果提示，药品生产企业应加强内部质量控制和生产管理水平，从源头把控药材质量，严格投料药材入厂检验，优化生产关键质量参数控制，重点关注产品分装与灭菌工艺；经营企业应完善药品运输、储存过程管理，避免产品受损。

2022年，中成药各省（区、市）抽检情况显示，共抽检72726批次，不合格342批次，不合格率0.47%。

（五）中药不良反应监测情况

药品不良反应监测是药品上市后安全监管的重要支撑，其目的是及时发现和控制药品安全风险。经过各方努力，持有人、经营企业、医疗机构报告药品不良反应的积极性已经逐步提高，我国药品不良反应报告数量稳步增长，严重药品不良反应／事件报告比例是衡量报告总体质量和可利用性的重要指标之一，药品不良反应监测评价工作一直将收集和评价新的和严重药品不良反应作为重点内容。新的和严重药品不良反应报告，尤其是严重药品不良反应报告数量多了，并非说明药品安全水平下降，而是意味着监管部门掌握的信息越来越全面，对药品的风险更了解，风险更可控，对药品的评价更加有依据，监管决策更加准确。同样，在医疗实践中，能及时了解药品不良反应发生的表现、程度，并最大限度地加以避免，也是保证患者用药安全的重要措施。

2022 年，药品不良反应／事件报告涉及怀疑药品 218.5 万例次，按怀疑药品类别统计，化学药品占 82.3%、中药占 12.8%、生物制品占 2.6%、无法分类者占 2.3%；2022 年，严重不良反应／事件报告涉及怀疑药品 33.9 万例次，其中中药占 5.9%。

2022 年中药不良反应／事件报告中，男女患者比为 0.8∶1。14 岁以下儿童患者占 5.8%，65 岁及以上老年患者占 30.3%。

2022 年药品不良反应／事件报告涉及的中药中，例次数排名前 5 位的类别分别是理血剂中活血化瘀药（23.4%）、清热剂中清热解毒药（12.3%）、祛湿剂中清热除湿药（7.6%）、祛湿剂中祛风胜湿药（5.0%）、补益剂中益气养阴药（4.0%）。

2022 年中药严重不良反应／事件报告的例次数排名前 5 位的类别分别是理血剂中活血化瘀药（36.4%）、清热剂中清热解毒药（9.9%）、补益剂中益气养阴药（8.5%）、开窍剂中凉开药（5.5%）、补益剂中补阳药（5.0%）。

2022 年中药不良反应／事件报告按照给药途径统计，注射给药占 24.8%、口服给药占 62.5%、其他给药途径占 12.7%。注射给药中，静脉注射给药占 97.1%、其他注射给药占 2.9%。

与 2021 年相比，2022 年中药不良反应／事件报告数增长率为 2.1%，严重报告占比为 5.8%，低于总体药品不良反应／事件报告中严重报告占比。从给药途径看，注射给药占比有所下降。从药品类别上看，活血化瘀药的报告数量依然居首位，但占比略有下降。从总体情况看，2022 年中药占总体不良反应／事件报告比例呈下降趋势，但仍需要注意安全用药。

《国家基本药物目录（2018 年版）》中成药共涉及 268 个品种。2022 年全国药品不良反应监测网络收到国家基本药物中成药不良反应／事件报告 12.0 万例次，其中严重报告 6962 例次，占 5.8%。2022 年国家基本药物 7 大类中成药中，药品不良反应／事件报告总数由多到少依次为内科用药、骨伤科用药、妇科用药、外科用药、耳鼻喉科用药、儿科用药、眼科用药。监测数据表明，2022 年国家基本药物监测总体情况基本保持平稳。

（六）中药生产现场检查情况

2022 年，各省共开展中药生产环节日常监督检查 4714 次、专项检查 3704 次，开展中药注册环节现场检查 244 次（表 2-1、图 2-7～图 2-9）。

表2–1　各省（市、区）开展中药日常监督检查、专项检查、注册检查情况

省（市、区）	日常监督检查次数	日常监督检查发现问题数量	日常监督检查已整改问题数量	专项检查次数	专项检查发现问题数量	专项检查已整改问题数量	注册检查次数	注册检查发现问题数量	注册检查已整改问题数量
北京	271	477	477	271	477	477	0	0	0
天津	89	86	86	45	105	105	0	0	0
河北	410	2645	2645	176	961	961	1	5	5
山西	89	743	743	77	639	639	1	8	8
内蒙古	79	305	305	45	172	172	0	0	0
辽宁	150	475	475	354	484	484	0	0	0
吉林	151	956	956	151	956	956	2	13	13
黑龙江	120	269	269	106	381	381	0	0	0
上海	8	23	23	28	186	186	0	0	0
江苏	194	1219	1219	136	919	919	3	21	16
浙江	143	825	825	143	825	825	21	176	176
安徽	351	1404	1404	315	1116	1116	8	71	71
福建	30	170	170	20	183	183	0	0	0
江西	118	1194	1194	172	1872	1872	34	/	/
山东	248	708	708	23	204	204	22	384	384
河南	200	589	589	221	913	913	1	5	5
湖北	202	860	860	15	205	205	0	0	0
湖南	88	862	862	91	850	850	2	17	17
广东	444	2154	2154	435	2104	2104	2	24	24
广西	687	255	308	170	1539	1539	11	85	85
海南	14	81	81	25	115	115	0	0	0
重庆	141	274	274	138	543	543	13	36	36
四川	141	769	769	144	921	921	0	0	0

续表

省（市、区）	日常监督检查次数	日常监督检查发现问题数量	日常监督检查已整改问题数量	专项检查次数	专项检查发现问题数量	专项检查已整改问题数量	注册检查次数	注册检查发现问题数量	注册检查已整改问题数量
贵州	59	517	517	93	818	818	0	0	0
云南	95	812	773	78	685	661	0	0	0
西藏	2	4	4	16	138	137	1	7	7
陕西	71	911	/	69	1056	/	0	0	0
甘肃	67	535	535	79	471	471	0	0	0
青海	9	72	72	31	267	267	1	5	5
宁夏	25	140	140	29	146	146	0	0	0
新疆	18	205	205	8	94	94	121	605	605
合计	4714	20539	19642	3704	20345	19264	244	1462	1457

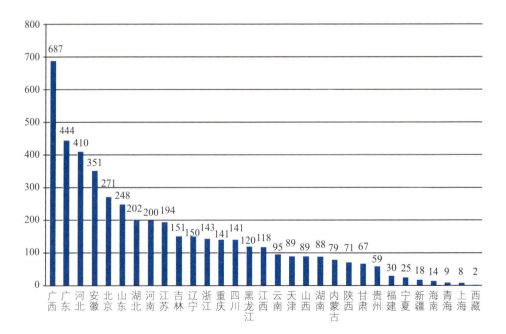

图 2-7　日常监督检查次数

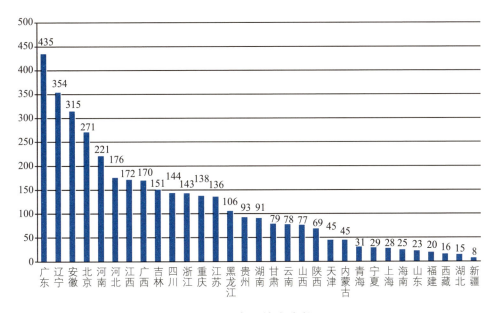

图 2-8 专项检查次数

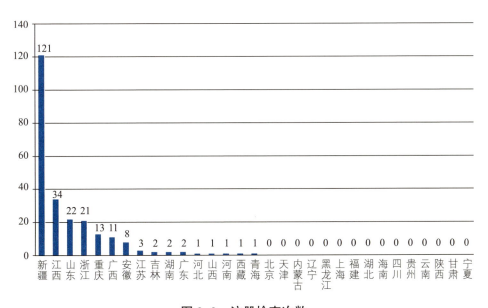

图 2-9 注册检查次数

三、中药药品标准管理

（一）药典收载中药标准情况

2022 年 9 月 23 日，第十二届药典委员会成立，由 454 名委员组成，设执行委员会和 29 个专业委员会。2025 年版《中国药典》编制工作全面启动。

2020 年版《中国药典》一部中药部分收载中药标准 2711 个（其中，新增中成药 116 种、中药材 1 种，修订 452 种），占药典收载品种的 45.9%，新增中药材（饮片）标准 1 个，修订中药材（饮片）标准 360 个（表 3-1），基本涵盖我国常用中药材和重要中成药品种。

表 3-1　2020 年版《中国药典》中药标准修订总体情况

类别	2015年版	2020年版	新增	删除
中药材及饮片	618	616	1	3
中成药	1493	1607	116	1
中药提取物及油脂	47	47	0	0
总条目数	2158	2270	117	4
合计（药材与饮片分列）	2598	2711	117	4

与 2015 年版《中国药典》一部相比，2020 年版《中国药典》一部收载品种范围进一步扩大，收载药材和饮片、植物油脂和提取物、成方制剂和单位制剂品种合计达 2711 种，涵盖了临床常用中成药与重大疾病和疑难疾病防治中成药，并对 452 个品种进行了标准的修订和提高，以满足临床用药和人民健康需求。

中药药品标准管理

为贯彻药典修订大纲提出的总目标——"完善以中国药典为核心主体的符合中医药特点的中药标准体系，以中医临床为导向制定中药标准"，2020 年版《中国药典》对中药饮片的标准进行了重点修订和完善，共修订 250 余个饮片质量标准，以保障中药饮片的质量和临床用药。

同时，全面制定了植物类中药材和饮片禁用农药的限量标准以及部分易霉变中药材的真菌毒素限量标准，将引导中药材生产合理使用农药和科学加工、贮藏，有效控制当前备受社会诟病的中药材种植中大量使用禁用农药和滥用农药等行业共性问题；对于重金属及有害元素，制订了残留限量指导值，中药材及饮片的安全性进一步提升；解决了长期存在的泽泻基原、淫羊藿、广陈皮、半夏等药材含量难以达标、部分中药炮制品质量标准与药性改变关联度低、非硫黄熏蒸半夏浸出物难以达标等行业普遍关注的问题。

（二）中药饮片炮制规范

为进一步规范中药饮片炮制，健全中药饮片标准体系，促进中药饮片质量提升，国家药监局组织国家药典委员会制定了《国家中药饮片炮制规范》于 2022 年 12 月 21 日发布。《国家中药饮片炮制规范》属于中药饮片的国家药品标准。

自实施之日起，生产《国家中药饮片炮制规范》收载的中药饮片品种应当符合《中国药典》和《国家中药饮片炮制规范》的要求。

《国家中药饮片炮制规范》收载项目主要包括来源、【炮制】【性状】【贮藏】项，收载的中药饮片品种，其来源、【炮制】【性状】【贮藏】项执行《国家中药饮片炮制规范》相应规定，质量控制的其他要求按照《中国药典》相同品种的相应规定执行。

| 33 |

各省级药品监督管理部门应当根据《国家中药饮片炮制规范》及时调整各省级中药饮片炮制规范目录，废止与《国家中药饮片炮制规范》中品名、来源、炮制方法、规格均相同品种的省级中药饮片炮制规范。

国家药品监督管理局加快推进《国家中药饮片炮制规范》编制工作，分批发布实施并不断完善收载项目。截至 2022 年 12 月，已发布国家中药饮片炮制规范 22 个品种。加强对省级中药饮片炮制规范的备案管理，指导省级中药饮片炮制规范的制定和修订。强化省级中药饮片炮制规范监督实施，完善按照省级中药饮片炮制规范生产中药饮片的生产、流通、使用管理等规定（表 3-2）。

表 3-2　2022 年批准颁布的国家中药饮片炮制规范

序号	饮片名称	标准号
1	女贞子	YBZ-PG-0006A-2022
2	五味子	YBZ-PG-0008A-2022
3	车前子	YBZ-PG-0009A-2022
4	牛蒡子	YBZ-PG-0010A-2022
5	石榴皮	YBZ-PG-0013A-2022
6	石榴皮炭	YBZ-PG-0013B-2022
7	决明子	YBZ-PG-0022A-2022
8	牡蛎	YBZ-PG-0028A-2022
9	煅牡蛎	YBZ-PG-0028B-2022
10	青皮	YBZ-PG-0031A-2022
11	青葙子	YBZ-PG-0032A-2022
12	胡芦巴	YBZ-PG-0037A-2022
13	南五味子	YBZ-PG-0038A-2022
14	醋南五味子	YBZ-PG-0038B-2022

续表

序号	饮片名称	标准号
15	栀子	YBZ-PG-0039A-2022
16	炒栀子	YBZ-PG-0039B-2022
17	砂仁	YBZ-PG-0040A-2022
18	牵牛子	YBZ-PG-0041A-2022
19	莱菔子	YBZ-PG-0042A-2022
20	菟丝子	YBZ-PG-0048A-2022
21	槐花	YBZ-PG-0051A-2022
22	炒槐花	YBZ-PG-0051B-2022

（三）中成药标准提高

部分中成药标准长时间未修订，存在检测方法落后、专属性不强等问题。国家药典委员会通过国家药品标准提高课题，加强中成药专属性鉴别，加强中成药能表征其有效性检测技术的研究，稳步提升中成药标准水平，不断完善中成药标准体系。2022年共修订或勘误中成药标准56个。

（四）中药配方颗粒国家药品标准

国家药监局在前期工作的基础上，组织国家药典委员会按照《中药配方颗粒质量控制与标准制定技术要求》和国家药品标准制定相关程序，开展中药配方颗粒国家药品标准制定工作。经过标准研究起草、生产验证、标准复核、专业委员会审评、公开征求意见、审核等，2022年批准颁布了第三批（4个）（表3-3）。

表 3-3　2022 年批准颁布的中药配方颗粒国家药品标准

序号	配方颗粒名称	标准号
1	广藿香配方颗粒	YBZ-PFKL-2022002
2	麻黄（草麻黄）配方颗粒	YBZ-PFKL-2022003
3	蜜麻黄（草麻黄）配方颗粒	YBZ-PFKL-2022004
4	忍冬藤配方颗粒	YBZ-PFKL-2022005

（五）民族药标准提高

民族药是我国传统医药的重要组成部分，针对民族药标准现状，国家药监局组织研究建立多基原民族药材品种整理与质量评价模式，打造药品检验体系民族药质控研究技术平台，加快提高和完善民族药质量标准建设。国家药监局"特色民族药材检验方法示范性研究"三期项目于 2021 年 10 月启动，项目涉及藏药、蒙药、维药等 32 个民族药材研究品种，由中国食品药品检定研究院（以下简称中检院）牵头，联合全国药品检验系统 18 个参与单位，进行为期两年的相关研究。示范性研究的开展将进一步加快推进民族药标准的研究进程，提升民族药质量控制的水平与能力。

2021 年，国家药监局组织五省区藏药标准协调委员会进行工作机制改革。在中检院的技术支持与指导下，藏药标准协调取得积极进展：一是梳理了《95 部颁藏药标准》品种存在的问题；二是修订《五省区藏药标准协调委员会章程》，建立《95 部颁藏药标准》修订工作程序，成立五省区藏药标准专家委员会；三是建立《95 部颁藏药标准》修订品种筛选数据库，科学评价品种成熟度；四是规范小米辣等 19 个藏药修订品种医学部分的申报资料，其中，3 个品种提高后的国家药品标准经国家药典委员会组织专家审核后已正式发布；五是拟定《95部颁藏药标准》修订工作规划，加快推进藏药标准修订工作；六是培训藏药标准研制技术骨干，为加快部颁藏药标准修订进程提供技术支持。

此外，2021年还完成了9个首批民族药对照药材的研制工作，涉及藏药、蒙药等民族药材，这项工作对保障民族药标准实施、提升民族药检验的规范化和重现性具有重要作用。

四、中药监管科学

（一）中药监管科学研究成果

中医药凝聚着中华民族几千年的哲学智慧、健康养生理念及其实践经验，为人民的生命健康和民族的繁衍昌盛作出了独特且不可或缺的贡献。

《"十四五"国家药品安全及促进高质量发展规划》明确了"十四五"时期主要发展目标，要求中药传承创新发展迈出新步伐。中医药理论、人用经验和临床试验相结合的审评证据体系初步建立。逐步探索建立符合中药特点的安全性评价方法和标准体系。中药现代监管体系更加健全。

国家药监局发布的《关于促进中药传承创新发展的实施意见》提出，鼓励运用现代科学技术和传统中医药研究方法，深入开展中药监管科学研究，积极推动中药监管理念、制度、机制创新，强化成果转化应用，推出一批中药监管新工具、新方法和新标准。探索引入新工具、新方法、新技术、新标准用于中药疗效评价；建立符合中药特点的安全性评价方法和标准体系，建立以中医临床为导向的中药安全性分类分级评价策略。进一步重视人用经验对中药安全性、有效性的支持作用，按照中药特点、研发规律和实际，构建中医药理论、人用经验和临床试验相结合的审评证据体系。建立健全符合中医药特点的中药安全、疗效评价方法和技术标准。

中药监管科学作为我国药品监管科学研究的重要组成部分，是推动中药审评审批制度改革、鼓励中医药创新发展的重要抓手。

2019 年 6 月 27 日，国家药监局与中国中医科学院、北京中医药大学签署中药监管科学研究合作协议，成立中药监管科学研究院（中心），开展"以中医临床为导向的中药安全性评价研究"课题研究，拉开了我国中药监管科学研究的大幕。

该课题分为由国家药典委员会牵头的"中药（配方颗粒）国家标准制定与监管体系建设"、由国家药监局药审中心牵头的"以中医临床为导向的中药安全性评价相关指导原则制修订"、由中检院牵头的"中药整体质量控制及安全性检测"3 个子课题，从标准制定、技术审评、检查检验 3 个方面多维度协同开展研究。截至 2021 年 3 月，正在制定及已经形成的相关新工具、新方法、新标准共计 10 项（表 4-1）。

表 4-1　"以中医临床为导向的中药安全性评价研究"项目成果汇总表

成果类型	成果名称	备注
新工具 （共 4 项）	《中药配方颗粒质量控制与标准制定技术要求》	已发布
	《中药新药用药材质量控制研究技术指导原则（试行）》	已发布
	《已上市中药药学变更研究技术指导原则（试行）》	已发布
	《中药有害残留物限量制定指导原则》	已收入 2020 年版《中国药典》指导原则 9302
新方法 （共 1 项）	《中药中黄曲霉毒素（B_1 和总量）的酶免疫检测方法》	已收入 2020 年版《中国药典》通则 2351
新标准 （共 4 项）	中药配方颗粒国家药品标准	2021 年发布 196 个
	《中药材：重楼药材、宫血宁胶囊质量标准》	已收入 2020 年版《中国药典》
	《植物性中药中禁用农药残留测定法》	已收入 2020 年版《中国药典》通则 2341 农药残留量测定法
	《植物性中药禁用农药残留限量一致标准》	已收入 2020 年版《中国药典》通则 0212 药材和饮片检定通则

课题研究产出的一系列新工具、新标准、新方法，进一步完善和提高了中药监管政策和技术评价体系，为中药监管提供了很好的技术支撑，在探索解决中药基础性、关键性、前沿性和战略性技术问题上取得了一定成果，为第二批监管科学中药课题的确立奠定了坚实基础。

（二）中药监管科学研究基地、国家药监局中药重点实验室建设

1. 中药监管科学研究基地

（1）中国中医科学院中药监管科学研究中心

成立时间：2019 年 6 月

针对行业热点，整合院内资源开展中药监管科学研究，开发新工具、新方法、新标准，积极推动中药监管科学发展。一方面，通过完善制度，保证体系建设的规范化和制度化；另一方面，组建专家委员会，汇聚国内权威专家资源，开展中药监管科学研究，构建符合中药特点的监管体系，开发新工具、新方法、新标准。

中心以国家药监局委托课题为支撑，开展了古代经典名方关键信息考证、已上市中药生产工艺变更、中药饮片审批技术要求等研究。

为完成国家药监局和国家中医药管理局推进古代经典名方研究任务，中心成立了王永炎院士担任主任委员、黄璐琦院士担任副主任委员的古代经典名方专家委员会，并成立了张华敏研究员为组长的专题课题组。在系统考证和梳理研究，并广泛征求专家委员会意见后，中心起草了考证原则及所选方剂的关键信息。2020 年 10 月 15 日，国

家药监局和国家中医药管理局发布《古代经典名方关键信息考证原则》《古代经典名方关键信息表（7首方剂）》。

（2）北京中医药大学中药监管科学研究院

成立时间：2019年6月

作为集管理、教育和科研为一体的中药监管科学研究实体，研究院重点围绕完善中药监管体制、加强中药全生命周期监管、促进中药产业高质量发展等进行科学研究，下设中药监管科学战略研究中心、中药监管科学学历教育中心、中药饮片监管科学中心等9个中心和1个行政综合办公室。

北京中医药大学中药监管科学研究院按照国家药监局的任务分工安排，依托大学中药学院的优势教学和科研资源积极开展和推进多项中药监管科学工作并取得显著成果。其中，研究院张冰教授团队针对中药临床安全应用的复杂性，构建了中药药物警戒"四维联动"研究平台，并已在中药药物警戒研究领域展开应用，以期有效服务于中药监管；研究院魏胜利教授团队在建设精准药材智能定制及全程溯源监管平台系统方面取得突破性进展，同时，建立中药材农残、重金属及近红外监测平台，搜集质量动态大数据，实现对甘草等中药材及饮片质量的动态监测，已完成12个大宗品种、7个精准药材试验站的签约工作；研究院吴志生教授/乔延江教授团队牵头起草的《中药生产过程粉体混合均匀度在线检测 – 近红外光谱法》团体标准填补了国内没有针对中药粉体混合均匀度在线检测方法规范标准的空白，对于保证中药制剂质量均一性和工艺稳定性，促进行业发展具有开创性意义；研究院李军研究员/宋月林研究员团队开展"实现中药化学成分组快速鉴别分析"的监管科学新方法研究，全新的直接注射 – 三维质谱技术（DI-3D MS），为来源于同科属中药的化学成分快速鉴别分析提供了可靠的技术手段。

研究院承担的 5 项国家药监局立项课题中，《趁鲜加工中药材品种目录》《基于中药配伍理论探讨槟榔及其复方的合理应用及机制研究》《中药饮片市场现状与对策研究》3 项课题已完成，提出了对中药材、中药饮片的监管建议，为监管部门加强中药材及饮片的监管提供辅助决策支持。《基于中药配伍理论探讨含马兜铃酸复方的合理应用及机制研究》《关于国内外传统药物监管科学的信息搜集及翻译》两项课题正在积极研究推进中。

2. 国家药监局中药重点实验室

为进一步深入贯彻落实习近平总书记关于中医药发展的重要指示批示精神，推动中药守正创新，加强民族地区药品监管技术力量，切实鼓励中医药传承创新发展，国家药监局共认定两批 117 个重点实验室名单。其中，中药方向为 27 家，占重点实验室总数的 23%，与化药、生物制品、医疗器械、化妆品和创新性前沿技术领域相比，占比最高，体现出对中药监管科学发展的重视。首批名单中包括 13 个中药研究实验室（表 4–2）。

表 4–2　国家药监局首批中药重点实验室名单

序号	实验室名称	依托单位
1	中药质量研究与评价重点实验室	中国食品药品检定研究院
2	中药质量控制重点实验室	上海市食品药品检验研究院
3	中成药质量评价重点实验室	江西省药品检验检测研究院
4	中成药质量评价重点实验室	北京市药品检验研究院
5	中药质量控制重点实验室	湖北省药品监督检验研究院
6	中成药质量评价重点实验室	浙江省食品药品检验研究院

续表

序号	实验室名称	依托单位
7	中成药质量评价重点实验室	广州市药品检验所
8	中药材及饮片质量控制重点实验室	甘肃省药品检验研究院
9	中药材及饮片质量控制重点实验室	河南省食品药品检验所
10	胶类产品质量评价重点实验室	山东省食品药品检验研究院
11	中药材质量监测评价重点实验室	河北省药品医疗器械检验研究院
12	中成药质量评价重点实验室	四川省药品检验研究院
13	中药材质量监测评价重点实验室	成都市药品检验研究院

2021年2月公布的72个重点实验室名单中遴选重点向民族区域中药倾斜，评定了14家中药重点实验室，涵盖蒙、藏、维药等民族药（表4-3）。比如，以北京中医药大学为依托单位的中医药研究与评价重点实验室、以内蒙古民族大学为依托单位的中药（蒙药）质量控制重点实验室、以青海省药品检验检测院为依托单位的中药（藏药）质量控制重点实验室、以新疆维吾尔自治区药品检验研究院为依托单位的中药（维药）质量控制重点实验室、以西藏自治区食品药品检验研究院为依托单位的中药（藏药）质量控制重点实验室等，旨在为推动中药传承创新发展和药品监管提供技术支撑。

表 4–3　国家药监局第二批重点实验室名单

序号	实验室名称	依托单位
1	中医药研究与评价重点实验室	北京中医药大学
2	中医药研究与评价重点实验室	中国中医科学院
3	中药临床研究与评价重点实验室	中国中医科学院西苑医院
4	中药安全研究与评价重点实验室	河南中医药大学
5	中药质量研究与评价重点实验室	深圳市药品检验研究院

续表

序号	实验室名称	依托单位
6	中医药循证评价重点实验室	天津中医药大学
7	中药质量研究与评价重点实验室	安徽省食品药品检验研究院
8	中药质量研究与评价重点实验室	黑龙江省药品检验研究院
9	海洋中药质量研究与评价重点实验室	青岛市食品药品检验研究院
10	中药（蒙药）质量控制重点实验室	内蒙古民族大学
11	中药（藏药）质量控制重点实验室	青海省药品检验检测院
12	中药材质量监测与评价重点实验室	广西壮族自治区食品药品检验所
13	中药（维药）质量控制重点实验室	新疆维吾尔自治区药品检验研究院
14	中药（藏药）质量控制重点实验室	西藏自治区食品药品检验研究院

（三）中药管理战略决策专家咨询委员会

推进中药审评审批制度改革是贯彻落实《中共中央 国务院关于促进中医药传承创新发展的意见》的重要举措。为进一步构建完善符合中药特点的审评审批体系，保障和促进中药监管工作重大决策的科学性、权威性，2022 年 6 月 23 日，国家药监局决定成立由两院院士、国医大师、资深专家组成的中药管理战略决策专家咨询委员会。主任委员为孙咸泽，副主任委员为张伯礼、黄璐琦、王辰，秘书处设在国家药监局药品注册管理司。充分发挥智库作用，为监管工作科学决策提供智慧力量，加快咨询研究成果转化。

五、国际交流与合作

（一）与 IRCH 交流合作

IRCH 是由世界卫生组织与多国政府发起成立的国际性合作机制，致力于通过完善植物药监管规章，保护并促进公众健康与安全。该机制通过在植物药安全、质量、有效方面的监管经验、信息和知识共享，形成国家/组织相关监管和立法机构的共识，促进和加强成员间合作。

2006 年初，IRCH 正式成立，中国相关部门是该机制的第一批成员。截至 2021 年 7 月，IRCH 已有 48 个成员，涉及 43 个国家、2 个特别行政区及 3 个区域性组织。IRCH 构建了植物药监管的全球合作平台，其国际规模及影响力正在逐步扩大。

中国作为现第二工作组〔植物药质量控制（包括标准物质）〕〔Quality control of herbal materials and products（including reference standards），WG2〕主席国，积极主导 WG2 的各项工作，分别于 2015、2016、2018 年组织召开了工作小组会议，先后起草了第二小组章程和植物药用化学对照品指导原则、植物药用对照药材指导原则、植物药用对照提取物指导原则，多次在 IRCH 年会上进行汇报，并提交给世界卫生组织。为更好地推动和管理相关工作，IRCH 于 2018 年开始组织并成立了由中国、日本、印度、德国、匈牙利、巴西、南非 7 个国家相关部门组成的指导委员会（SG），我方连任 2 届委员并参加了 6 次 SG 会议，组织和规划 IRCH 的重要工作。

在 2021 年 11 月 24 日至 26 日举办的 IRCH 第十三届年会上，我国向来自于 41 个国家、地区或组织的代表或观察员介绍了 2021 年中国在促进中药传承创新发展、推进中药审评审批改革、加快中药新药注册审批、开展中药监管国际交流等方面取得的成果。在植物药抗击新型冠状病毒肺炎（COVID-19）的认识与实践研讨环节中，我国分享了传统药物在新冠肺炎疫情中的应用经验，介绍了以化湿败毒颗粒为代表的"三药三方"在中国新冠肺炎疫情中的应用及相应的实验和临床证据。在 IRCH 第二工作组报告中，我国重点介绍了 2021 年举办的植物药掺伪打假专题技术交流的情况，并表达了希望继续担任 IRCH 新第二工作组主席国的愿望。

中国作为植物药的生产和使用大国，通过积极参与并引领国际草药监管合作，扩大了自身影响力。中国代表团在会议上积极与世界卫生组织进行沟通，充分反映我方诉求。通过参加 IRCH 会议，中国与参会的世界各国／地区／组织草药监管机构加深了彼此的了解，增进了友谊，分享了经验。

（二）与 FHH 交流合作

FHH 是由中国、中国香港、日本、韩国、新加坡、澳大利亚及越南等国家和地区的传统药监管部门于 2002 年 3 月在北京成立的技术性论坛，旨在探讨如何提升草药质量、有效性和安全性，并通过制定标准及技术指引，推动西太区国家和地区在传统药物及草药管理方面的协调发展。FHH 自成立起每年召开一次执委会会议及相关分委会会议。中国药品监管部门作为创始成员方，每年均派代表团出席执委会会议。如今，FHH 已成为我国开展中药国际合作交流的重要平台。

2022 年 1 月 20 日，在第 19 届 FHH 执委会会议暨第 9 届 FHH

国际论坛上，我国监管部门在报告中介绍了中国为建立符合中药特点的审评审批制度在中药注册分类方面的改革创新，以及该体系下中药审评审批取得的进展，并对 FHH 的工作提出了建议。在分委会工作进展介绍环节，我国分享了在中药质量控制与掺假鉴定研究方面的工作进展，并对中药新药注册有关安全性评价、中药新药的监管概况、中药不良反应监测方面的工作进行了详细介绍。

2022 年 9 月 30 日，西太区草药监管协调论坛 2022 年第 2 小组会议（Sub 2 Meeting of Western Pacific Regional Forum for the Harmonization of Herbal Medicines，FHH）以线上形式召开。就工作报告及未来计划，草药产品质量评价及人工智能在中药质量评价中的作用进行交流。

（三）与东盟交流合作

中国－东盟药品合作发展高峰论坛自 2011 年举办以来，逐渐发展为聚焦监管法律政策、鼓励产业创新发展、促进区域产业合作的重要平台。我国坚持开放、合作、共赢的原则，持续深化与东盟各国在药品产业和药品监管领域的合作。

2021 年 9 月 8 日，第六届中国－东盟药品合作发展高峰论坛在广西防城港举办。论坛以"强化药品医疗器械监管，共创产业精工智造发展"为主题，探讨药品监管新变革，研究产业发展新机遇，进一步深化中国和东盟国家间药品监管领域的交流与合作。论坛上来自中国与东盟 10 国及其他国际组织药品医疗器械监管、科研、生产、贸易等领域的政府官员、专家、企业家、学者、行业代表等，就药品监管改革、创新、法治、药品审评、检查、检验、抗击新冠肺炎疫情等方面展开深入交流和探讨。同期还举办了中国－东盟中药材质量标准专题研讨会，与会专家围绕中国—东盟药材交流合作机制、药材质量标准国际互认、医药合作发展、传统药材发展及其在抗击新冠肺炎疫情过程中的宝贵经验等热点开展专题研讨，寻找双边及多边合作发展新契机。

（四）世界卫生组织传统医药合作中心工作

2017 年 4 月 7 日，世界卫生组织批准中检院中药民族药检定所设立世界卫生组织传统医药合作中心（以下简称合作中心）。2017 年 7 月 6 日合作中心正式揭牌成立。

在第一任期（2017—2021 年）内，合作中心圆满完成了包括植物药标准物质（包括化学对照品、对照药材和对照提取物）技术指南、中药材及饮片检测技术指南、植物药掺伪染色检测技术指南、植物药标本技术指南、植物药中重金属及有害元素残留风险评估、植物药中农药残留风险评估、植物药中黄曲霉毒素残留风险评估等英文指南或文件的起草，植物药用化学对照品标准物质库、对照药材标准物质库、植物药掺伪染色质谱库的建立，代表性植物药标准物质（包括化学对照品、对照药材和对照提取物）的标定等工作，并向世界卫生组织服务提供和安全司传统医学及整合医学部提交了相关研究资料。此外，合作中心还完成了多个世界卫生组织技术文件的全球评议，结合中药安全性风险控制实践和我国中药化药联合临床应用的特点，提出意见和建议，被世界卫生组织采纳。

由于合作中心充分发挥在传统药物（植物药）研究领域的辐射作用，得到了世界卫生组织相关管理部门和官员的高度肯定，2021 年 4 月 23 日合作中心成功续任。按世界卫生组织规划，合作中心将于 2021—2025 年在传统药物政策、标准的制定和实施、保障传统药物质量及安全、有效以及加强成员国相关能力建设等方面，为世界卫生组织提供技术支持、信息共享和培训，并按世界卫生组织的安排和要求，为世界卫生组织国际植物（草）药典的编制提供技术支持、实验室服务和专家意见。

2021年9月，合作中心组织举办了植物药掺伪打假线上专题技术交流，与来自44个国家和地区的国际同行分享了我国打击假劣药品的方法与实践，得到参会代表的普遍认可，取得了良好的效果。在新的任期内，合作中心将与世界卫生组织开展广泛、深入的合作，高质量完成各项委托任务，利用世界卫生组织的宣传平台，进一步扩大我国的国际影响力，为促进世界传统药物的科技发展作出新贡献。

六、中药研发及行业动态

（一）中药新药研究

1. 中药新药审批上市情况

2019—2022 年，中药新药临床试验申请、新药上市许可申请受理数量和审评通过数量均呈现出连年增长态势（图 6-1）。

2022 年批准 10 个（以受理号计）中药新药上市，包括中药创新药品种 5 个，按古代经典名方目录管理的中药复方制剂 1 个、其他来源于古代经典名方的中药复方制剂 1 个。加快确有临床价值的中药新药审评审批，发挥了中医药在疾病防治中的独特优势。

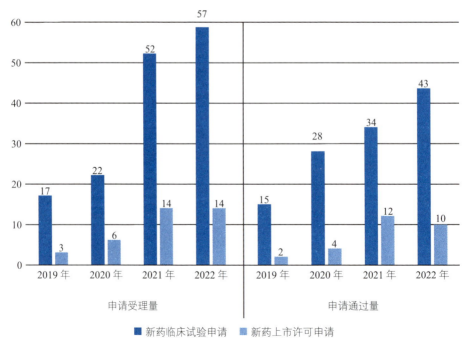

图 6-1　2019—2022 年中药新药临床试验申请和新药上市许可申请情况

2. 中药新药注册临床试验现状

2021 年新药临床试验登记中，中药登记 78 项，比 2020 年增加 16.4%，占总登记量的 3.8%。其中约 90% 的中药品种仅开展 1 项临床试验，开展 2 项临床试验品种包括芪参益气滴丸、苏孜阿甫片、保妇康栓和人工熊胆粉，其中苏孜阿甫片涉及暂停试验 1 项，更新方案后重新开展临床试验。近 3 年数据总体趋势基本一致，均为近 90% 的品种同年仅开展 1 项试验。

在 78 项中药新药临床试验中，注册分类以原 6 类（包括原 6.1 类）为主，占比 50.0%，其次为补充申请和原 5 类，分别占比 19.2% 和 7.7%。

在适应证方面，中药新药临床试验主要集中在精神神经、消化、呼吸、心血管和妇科 5 个领域，约占总体的 76.9%，其中精神神经适应证占比最大，为 19.2%，消化和呼吸适应证占比相同，均为 16.7%。与 2020 年相比，精神神经适应证中药新药临床试验占比有较大提升，登记数量是 2020 年的 3 倍；呼吸和消化适应证仍处于前 3 位，是中药新药临床试验的重点领域。

根据药物类型对新药试验分期进行分析，中药临床试验主要以 Ⅱ 期临床试验为主，占比达 64.1%。与 2020 年（9.0%）相比，2021 年中药Ⅲ期临床试验占比（18.0%）明显提高。

在特殊人群药物临床试验方面，新增仅在老年人群中开展的临床试验 1 项，适应证为轻中度阿尔茨海默病；新增仅在儿童人群中开展的临床试验 4 项，主要以呼吸适应证为主。

2021 年完成（试验状态为"已完成"，且首例知情同意日期和试验完成日期均在 2021 年内）试验 2 项（包括Ⅰ期临床试验 1 项、

Ⅱ期临床试验 1 项 ），主动暂停试验 1 项。

3. 传承创新——古方结新果

2021 年批准的中药新药均是由"方"变"药"，其转化是"源于临床、回归临床"的生动实践，也意味着中药注册分类改革提出的具有中药特色的注册审评路径逐渐走通。2021 年获批上市的 12 个中药新药中，其中 3 个来源于古代经典古方、8 个是在临床经验方基础上研制而成的（表 6-1）。充分发挥以中医药院士和抗疫临床一线专家为主的特别专家组的指导作用，完成了"三方"的抗疫成果转化，批准清肺排毒颗粒、化湿败毒颗粒、宣肺败毒颗粒上市，彰显了中国特色的抗疫优势，为新冠肺炎治疗提供更多选择。

表 6-1　2021 年批准上市的中药新药处方来源

药品名称	处方来源	注册分类
清肺排毒颗粒	来源于古代经典名方清肺排毒汤	3.2
化湿败毒颗粒	来源于古代经典名方化湿败毒方	3.2
宣肺败毒颗粒	来源于古代经典名方宣肺败毒方	3.2
益肾养心安神片	本品是在临床经验方基础上研制的中药新药复方制剂	1.1
益气通窍丸	本品是在临床经验方基础上研制的中药新药复方制剂	1.1
银翘清热片	本品是在临床经验方基础上研制的中药创新药	1.1
玄七健骨片	本品是基于中医临床经验方研制而成	1.1
芪蛭益肾胶囊	本品是基于中医临床经验方研制而成	1.1
坤心宁颗粒	本品是基于中医临床经验方研制而成	1.1
虎贞清风胶囊	本品是在临床经验方基础上研制的中药创新药	1.1
解郁除烦胶囊	本品是在临床经验方基础上研制的中药创新药，处方根据中医经典著作《金匮要略》记载的半夏厚朴汤和《伤寒论》记载的栀子厚朴汤化裁而来	1.1
七蕊胃舒胶囊	本品是在医疗机构制剂基础上研制的中药创新药	1.1

（二）中药生产企业和经营企业情况

近年来，通过不断改革优化中药监管政策、制度和措施，促进中药产业创新，调动企业活力，我国中药产业快速发展，产业规模和水平显著提升。根据国家药监局发布的《药品监督管理统计年度数据（2022年）》，截至2022年底，全国有效期内生产中成药的企业有2319家，占全国药品生产企业总数的29.1%；中药生产企业4569家（其中含中药饮片生产企业2250家），占全国药品生产企业总数的57.3%。专营中药材、中药饮片的药品经营企业486家，其中批发企业459家，零售连锁企业27家。

据统计，截至2022年12月31日，全国共有中成药生产企业2319家，中药饮片生产企业2250家，已完成上市备案的中药配方颗粒生产企业73家。

（三）中成药制造行业发展情况

中药饮片、中药材与中成药构成了中药产业的三大支柱。中成药制造是我国独有的医药子行业。目前，中药已从丸、散、膏、丹等传统剂型，发展到滴丸、片剂、膜剂、胶囊等40多种剂型，中药产品生产工艺水平有了很大提高，基本建立了以药材生产为基础、工业为主体、商业为纽带的现代中药产业体系。

全国医药工业统计显示，2021年我国中药工业稳步增长，全年营业收入达到6919亿元人民币，同比增长12.4%。分季度来看，中药工业营业收入均在1500亿元以上，保持平稳增长态势。其中，第四季度收入超过2000亿元（图6-2），是2018年以来单季营业收入最高的，增幅继第三季度降至个位数之后重新回到两位数，展现出良好的增长态势。

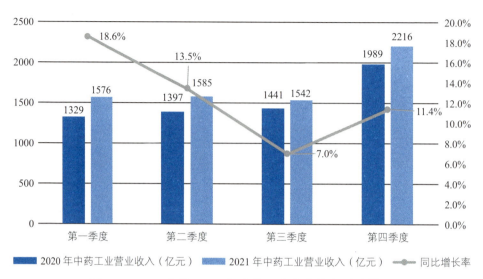

图 6-2　2020 年和 2021 年中药工业营业收入对比情况

2021 年中药工业利润总额为 1005 亿元，同比增长 37.1%，虽然第三季度利润增幅有所放缓，但第四季度利润突破 400 亿、同比增长 70.9%（图 6-3）。

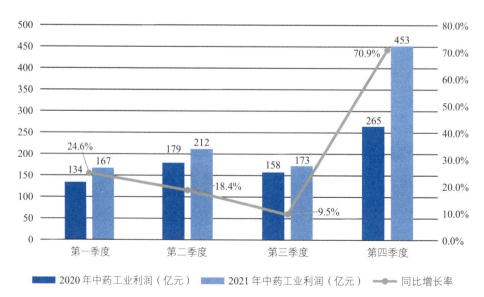

图 6-3　2020 年和 2021 年中药工业利润对比情况

2021年中成药营业收入4862亿元，同比增长11.8%（图6-4）；利润总额为755亿元，同比增长23.2%（图6-5）。中成药实现全年营业收入和利润双增长，尤其是利润总额增幅突破20%，反映了整个中成药行业良好的增长态势。

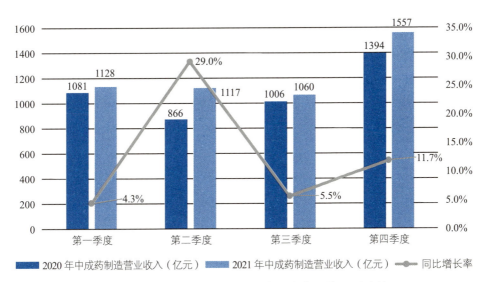

图6-4　2020年和2021年中成药制造营业收入对比情况

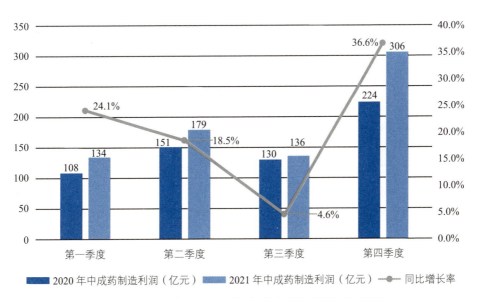

图6-5　2020年和2021年中成药制造利润对比情况

目前，我国已有中药制剂 8670 个品种。安宫牛黄丸、六味地黄丸等一大批传统中药名方得到有效继承发扬，在此基础上，苏黄止咳胶囊、金花清感颗粒、桑枝总生物碱片等一批治疗定位准、临床价值大的中药新药获批上市，既满足了公众临床用药需求，又带动了中药产业升级、提高了中药企业竞争力，形成企业新的经济增长点。

（四）中药饮片加工行业发展情况

中药饮片是中医临床辨证施治必需的传统武器，也是中成药的重要原料，在医疗机构、药店广泛使用，处于整个中药产业链的核心位置。2021 年中药饮片行业营业收入第一次跨过 2000 亿元大关，达 2057 亿元，同比增 13.7%（图 6-6）；利润总额实现翻倍增长，达 249 亿元，同比增长 102%（图 6-7）。

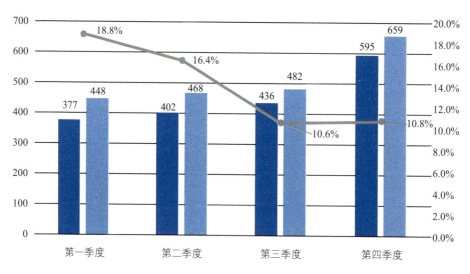

图 6-6 2020 年和 2021 年中药饮片行业营业收入对比情况

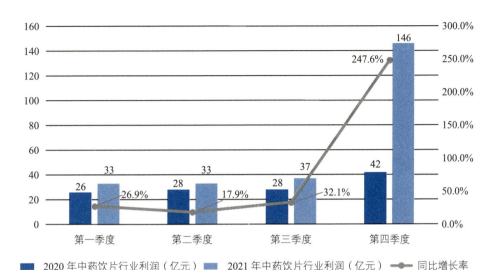

图 6-7　2020 年和 2021 年中药饮片行业利润对比情况

中药饮片的质量控制一直是业界关注的重点，在监管日益严格的环境下，中药饮片企业必然经受优胜劣汰的洗礼。2018 年 8 月，国家药监局印发《中药饮片质量集中整治工作方案》，决定在全国范围内开展为期一年的中药饮片质量集中整治，重点举措包括：严厉查处中药饮片违法违规行为，严厉查处中药饮片生产、流通环节违法违规行为；加快完善符合中药饮片特点的技术管理体系，严格中药饮片生产企业准入标准，严格核定中药饮片企业炮制范围。在国家强力监管下，中药饮片违法违规生产经营行为得到有效遏制，中药饮片质量水平稳步上升。国家抽检数据显示，中药饮片国家抽检不合格占比持续下降，中药材质量的不断提高将有力推动中药材产业升级。

2021 年 2 月，国家药监局、国家中医药局、国家卫生健康委、国家医保局共同发布《关于结束中药配方颗粒试点工作的公告》，以规范中药配方颗粒的生产，更好地满足中医临床需求。中药配方颗粒的质量监管纳入中药饮片管理范畴，因此中药配方颗粒具有传统中药饮片所享有的一些政策红利，促使更多中药企业开始参与中药配方颗粒的研发与生产，对于中药配方颗粒的发展起到了极大的促进作用，拉动了中药饮片行业全年业绩大幅增长。《中药配方颗粒质量控制及标准制定技术要求》与公告同步发布，2021年共颁布了196个中药配方颗粒国家药品标准，各地省级中药配方颗粒标准陆续发布，坚持用最严谨的标准强化中药配方颗粒的整体质量控制水平，推动行业健康有序发展。

（五）中药类商品进出口概况

据海关总署统计，2018—2022年我国中药材（含中式成药）出口额和出口量分别为72.7亿元、81.2亿元、83.6亿元、81.9亿元、91.2亿元，12.8万吨、13.3万吨、14.4万吨、13.7万吨、14.7万吨（图6-8）。2022年我国中药材及中式成药出口额同比上升11.4%，出口量同比上升7.5%。

中药材依旧占据中药类产品出口大头，2022年全年出口额66.1亿元，较2021年同比上升6.38%。中式成药在2022年出口贸易中仍旧表现亮眼，全年出口额达到25.0亿元，出口额较2021年同比增长27.5%。

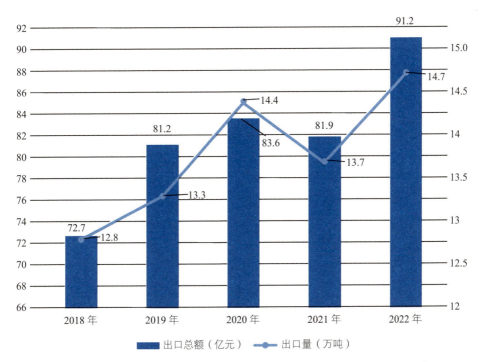

图 6-8 2018—2022 年我国中药材（含中式成药）出口额和出口量情况

2022 年我国中药材及饮片进口额为 6.14 亿美元，同比增长 13.8%；中成药进口额 4.3 亿美元，同比增长 18.7%。

后 记

今年是全面贯彻党的二十大精神开局之年，新时代对中药发展提出了新的更高要求。要严格落实"四个最严"要求，持续加强中药全链条、全生命周期监管，筑牢中药安全底线，追求高质量发展高线，加强中国式药品监管和中药监管科学体系建设，持续推进中药传承创新发展。

药品安全事关人民群众的身体健康和生命安全，也事关经济发展和社会和谐稳定。中药产业需要不断创新发展，挖掘瑰宝、传承精华，创新构建中医药理论、人用经验和临床试验"三结合"的中药注册审评证据体系，使中药新药上市不断加速，引导产业高质量发展，推动中药走向世界，不断满足公众用药需求。

附　表

中药保护品种列表

序号	药品名称	药品批准文号	保护品种编号	生产企业	保护起始日	保护终止日
1	蒲苓盆炎康颗粒	国药准字Z20050264	ZYB2072016005	翔宇药业股份有限公司	2016.07.19	2023.07.19
2	扶正化瘀胶囊	国药准字Z20020073 国药准字Z20020074	ZYB2072016008	上海黄海制药有限责任公司	2016.07.19	2023.07.19
3	注射用丹参多酚酸	国药准字Z20110011	ZYB2072016002	天津天士力之骄药业有限公司	2016.07.19	2023.07.19
4	蒲元和胃胶囊	国药准字Z20090720	ZYB2072016003	青岛华仁太医药业有限公司	2016.07.19	2023.07.19
5	注射用血塞通（冻干）	国药准字Z20026437	ZYB2072016006	哈尔滨珍宝制药有限公司	2016.07.19	2023.07.19
6	儿泻停颗粒	国药准字Z19990025	ZYB2072016004	合肥华润神鹿药业有限公司	2016.07.19	2023.07.19
7	注射用血塞通（冻干）	国药准字Z20026438	ZYB2072016006-1	昆药集团股份有限公司	2016.07.19	2023.07.19
8	宣肺止嗽合剂	国药准字Z20050288	ZYB2072016009	甘肃普安制药股份有限公司	2016.07.19	2023.07.19
9	复方黄柏液涂剂	国药准字Z10950097	ZYB2072016007	山东汉方制药有限公司	2016.07.19	2023.07.19
10	生血宝合剂	国药准字Z20050770	ZYB2072016010	清华德人西安幸福制药有限公司	2016.07.19	2023.07.19
11	云南白药	国药准字Z53020798	ZYB11020160170	云南白药集团股份有限公司	2016.11.07	2025.08.18

2022
国家中药监管蓝皮书

续表

序号	药品名称	药品批准文号	保护品种编号	生产企业	保护起始日	保护终止日
12	云南白药胶囊	国药准字Z53020799	ZYB11020160160	云南白药集团股份有限公司	2016.11.07	2025.08.18
13	丹黄祛瘀胶囊	国药准字Z20026010	ZYB2072016018	吉林龙鑫药业有限公司	2017.01.13	2024.01.13
14	麝香通心滴丸	国药准字Z20080018	ZYB2072016014	内蒙古康恩贝药业有限公司圣龙分公司	2017.01.13	2024.01.13
15	健脾止泻宁颗粒	国药准字Z20026356	ZYB2072016021	重庆希尔安药业有限公司	2017.01.13	2024.01.13
16	和血明目片	国药准字Z20025067（糖衣片）；国药准字Z20073062（薄膜衣片）	ZYB2072016020	西安碑林药业股份有限公司	2017.01.13	2024.01.13
17	注射用红花黄色素	国药准字Z20050594	ZYB2072016019-1	山西德元堂药业有限公司	2017.01.13	2024.01.13
18	注射用红花黄色素	国药准字Z20050146	ZYB2072016019	浙江永宁药业股份有限公司	2017.01.13	2024.01.13
19	苁蓉益肾颗粒	国药准字Z20030099	ZYB20720170010	内蒙古兰太药业有限责任公司	2017.01.20	2023.11.26
20	腰痹通胶囊	国药准字Z20010045	ZYB20720170030	江苏康缘药业股份有限公司	2017.04.11	2023.11.26
21	红花逍遥片	国药准字Z20090668	ZYB2072015025-2	吉林吉春制药股份有限公司	2017.05.08	2023.01.18
22	消渴清颗粒	国药准字Z20080034	ZYB20720170050	天士力制药集团股份有限公司	2017.06.20	2023.11.26
23	芪参益气滴丸	国药准字Z20030139	ZYB20720170060	天士力制药集团股份有限公司	2017.06.20	2023.11.26
24	百合固金片	国药准字Z20050219	ZYB2072017007	广州诺金制药有限公司	2017.07.18	2024.07.18

附 表

续表

序号	药品名称	药品批准文号	保护品种编号	生产企业	保护起始日	保护终止日
25	丹蒌片	国药准字Z20050244	ZYB2072017002	吉林康乃尔药业有限公司	2017.07.18	2024.07.18
26	降脂通络软胶囊	国药准字Z20040032	ZYB20720170090	神威药业集团有限公司	2017.08.23	2024.02.26
27	金嗓开音胶囊	国药准字Z20020058	ZYB20720170100	西安碑林药业股份有限公司	2017.11.09	2024.02.26
28	结肠宁	国药准字Z10890022	ZYB2072017008	九芝堂股份有限公司	2017.11.21	2024.11.21
29	通络生骨胶囊	国药准字Z20040001	ZYB20720170140	浙江海正药业股份有限公司	2017.12.11	2024.02.26
30	百合更年安颗粒	国药准字Z20040036	ZYB20720180030	北京同仁堂科技发展股份有限公司制药厂	2018.02.07	2023.11.26
31	复方益母胶囊	国药准字Z20030006	ZYB20720180040	翔宇药业股份有限公司	2018.02.07	2023.11.26
32	片仔癀	国药准字Z35020243	ZYB11020180010	漳州片仔癀药业股份有限公司	2018.02.07	2024.09.15
33	灯盏花素滴丸	国药准字Z20080076	ZYB2072018002	南昌弘益药业有限公司	2018.02.24	2025.02.24
34	金天格胶囊	国药准字Z20030080	ZYB2072017012	金花企业（集团）股份有限公司西安金花制药厂	2018.02.24	2025.02.24
35	龙香平喘胶囊	国药准字Z20030138	ZYB2072017011	山东华信制药集团股份有限公司	2018.02.24	2025.02.24
36	骨参片	国药准字Z20100042	ZYB2072018005	武汉科兴医药科技开发有限公司	2018.02.24	2025.02.24
37	四磨汤口服液	国药准字Z20025044	ZYB2072017013	湖南汉森制药股份有限公司	2018.02.24	2025.02.24

续表

序号	药品名称	药品批准文号	保护品种编号	生产企业	保护起始日	保护终止日
38	抗病毒颗粒	国药准字Z20070007 国药准字Z20010127	ZYB2072018006	四川光大制药有限公司	2018.08.31	2025.08.31
39	九味熄风颗粒	国药准字20150075	ZYB2072018007	江苏康缘药业股份有限公司	2018.10.29	2025.10.29
40	归柏化瘀胶囊	国药准字Z20120033	ZYB2072018008	南京正大天晴制药有限公司	2018.10.29	2025.10.29
41	安络化纤丸	国药准字Z20010098	ZYB20720190010	森隆药业有限公司	2019.01.15	2024.08.03
42	养血清脑丸	国药准字Z20063808	ZYB20720190020	天士力医药集团股份有限公司	2019.01.15	2025.04.03
43	百合固金片	国药准字Z20090800	ZYB2072017007-1	广东万方制药有限公司	2019.01.15	2024.07.18
44	复方木尼孜其颗粒	国药准字Z65020166	ZYB2072019003	新疆维吾尔药业有限责任公司	2019.05.20	2026.05.20
45	天丹通络胶囊	国药准字Z20010029	ZYB20720190040	山东凤凰制药股份有限公司	2019.10.09	2024.11.05
46	生血宁片	国药准字Z20030088	ZYB20720190050	武汉联合药业有限责任公司	2019.10.09	2026.03.20
47	灯盏花素滴丸	国药准字Z20110013	ZYB2072018002-1	贵州信邦制药股份有限公司	2020.02.05	2025.02.24
48	紫龙金片	国药准字Z20010064	ZYB20720200020	天津中新药业集团股份有限公司隆顺榕制药厂	2020.02.05	2026.06.20
49	芪龙胶囊	国药准字Z20000097	ZYB20720200030	济宁华能制药厂有限公司	2020.02.05	2024.11.05
50	妇科断红饮胶囊	国药准字Z20090713	ZYB2072020001	株洲千金药业股份有限公司	2020.03.16	2027.03.16

附 表

续表

序号	药品名称	药品批准文号	保护品种编号	生产企业	保护起始日	保护终止日
51	炎消迪娜儿糖浆	国药准字Z65020183	ZYB20720200040	新疆维吾尔药业有限责任公司	2020.10.10	2024.11.05
52	舒脑欣滴丸	国药准字Z20050041	ZYB20720200060	天津中新药业集团股份有限公司第六中药厂	2020.10.10	2026.06.20
53	参七心疏胶囊	国药准字Z20025482	ZYB2072020007	云南永孜堂制药有限公司	2020.10.16	2027.10.16
54	芪参胶囊	国药准字Z20044445	ZYB2072020005	上海凯宝新谊（新乡）药业有限公司	2020.10.16	2027.10.16
55	治咳川贝枇杷滴丸	国药准字Z20010128	ZYB20720200080	天津中新药业集团股份有限公司第六中药厂	2020.11.06	2026.06.20
56	葛酮通络胶囊	国药准字Z20060439	ZYB20720200090	安徽九方制药有限公司	2020.11.06	2026.12.20
57	银杏酮酯滴丸	国药准字Z20050393	ZYB20720200100	浙江九旭药业有限公司	2020.12.28	2027.05.09
58	活血止痛软胶囊	国药准字Z20080118	ZYB20720210040	湖北惠海希康制药有限公司	2021.11.3	2028.12.26
59	血栓通胶囊	国药准字Z20025972	ZYB20720210020	哈尔滨珍宝制药有限公司	2021.11.3	2028.05.05
60	小儿七星茶口服液	国药准字Z20050862	ZYB20720210030	中山市恒生药业有限公司	2021.11.3	2028.05.05
61	通脉养心丸	国药准字Z12020531（糖衣片）国药准字Z12020589（薄膜衣片）	ZYB20720210010	天津中新药业集团股份有限公司乐仁堂制药厂	2021.11.3	2027.05.09
62	复方银花解毒颗粒	国药准字Z20040024	ZYB2072022002	天长亿帆制药有限公司	2022.4.1	2029.4.1

| 65 |

续表

序号	药品名称	药品批准文号	保护品种编号	生产企业	保护起始日	保护终止日
63	淫羊藿总黄酮胶囊	国药准字Z20140012	ZYB2072022003	江苏康缘阳光药业有限公司	2022.9.5	2029.9.5
64	舒肝解郁胶囊	国药准字Z20174037	ZYB2072022004	四川济生堂药业有限公司	2022.9.5	2029.9.5
65	达立通颗粒	国药准字Z20050001	ZYB2072022005	南昌弘益药业有限公司	2022.11.30	2029.11.30
66	小儿热速清糖浆	国药准字Z20000094	ZYB2072022001-1	河南金鸿堂制药有限公司	2022.12.21	2029.1.18
67	小儿热速清糖浆	国药准字Z20153067	ZYB2072022001	黑龙江珍宝岛药业股份有限公司	2022.12.21	2029.1.18